AF346469

LIGUE
CONTRE L'USAGE DU TABAC

Autorisée par Arrêté Préfectoral du 23 Décembre 1891

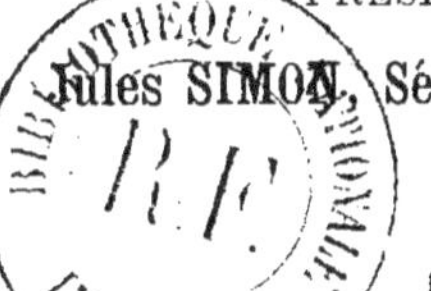

PRÉSIDENT D'HONNEUR :

Jules SIMON, Sénateur et Membre de l'Institut

DEUXIÈME
RAPPORT ANNUEL
11 Novembre 1893

Siège de la Ligue : 10, Rue Barye, PARIS

ISSOUDUN

IMPRIMERIE EUGÈNE MOTTE

1893

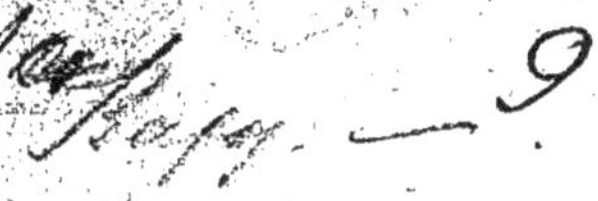

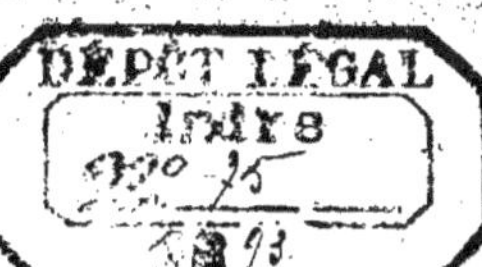
DÉPÔT LÉGAL

MEMBRES DU CONSEIL D'ADMINISTRATION

MM. MAILLET (A.),   *Président ;*
    PINSON (L.),   *Vice-Président ;*
    DELORAINE (E.), *Trésorier ;*
    MAILLET (E.),   *Secrétaire-Fondateur ;*
    MASSON (E.),   *Secrétaire-Adjoint ;*
    FOURNAT (M.) ;
    MARTIN (J.) ;
    NAVAILLES (J.) ;
    POCHARD (E.) ;
    QUETIN (G.).

DEUXIÈME RAPPORT ANNUEL

Chers Amis et Donateurs,

Fondée depuis deux ans seulement, et dans de bien modestes conditions, la *Ligue contre l'usage du Tabac* commence déjà à compter parmi les œuvres philanthropiques.

L'année dernière, 234 personnes s'étaient jointes à nous et, cette année, nous avons eu 127 nouvelles signatures, ce qui porte le total de nos membres à 361. Sur ce nombre, il y a 199 membres actifs, c'est-à-dire âgés de plus de 16 ans, et 161 membres adhérents, c'est-à-dire âgés de moins de seize ans.

Ce n'est pas sans peine que nous avons obtenu ces beaux résultats. En effet, la plupart de nos adhérents et amis de l'œuvre ont travaillé autour d'eux et nous ont amené quelques nouveaux membres dévoués et convaincus. Nous sommes particulièrement reconnaissants à ceux qui ont tenu des réunions et donné des conférences sur le tabac et qui ont ainsi pu atteindre un grand nombre de personnes à la fois, et aux journaux qui ont fait une active propagande en notre faveur. Avec des collaborateurs aussi dévoués, notre œuvre ne pouvait que prendre de l'extension. C'est ce qui est arrivé. Nous avons aujourd'hui des représentants dans beaucoup de villes de province, grâce à la propagande personnelle faite par nos membres. Mais ce n'est pas encore assez. Nous osons espérer que d'ici peu des personnes généreuses s'intéresseront à notre œuvre. En attendant, que tous nos aimables donateurs reçoivent nos bien sincères remerciements.

Permettez-nous, maintenant, de vous donner le témoignage de deux personnes qui ont renoncé au tabac par le moyen de notre *Ligue*. C'est d'abord un ancien fumeur qui parle :

« On a dit que le tabac porte l'enfant à l'indélicatesse, à
« la dissimulation et au mensonge. Pour me convaincre
« de la triste réalité de ces paroles, je n'ai qu'à me rappeler
« quelques traits de mon enfance.

« Au mois de septembre 1870, alors que je n'avais que
« sept ans, un jour que je me trouvais seul à la maison, un
« régiment prussien fit halte devant notre porte et, un
« officier étant entré, me demanda de lui faire une com-
« mission. Pour me récompenser, il me donna un cigare
« que je me mis à fumer dès que le régiment se fut remis
« en marche, mais je ne tardai pas à éprouver de violentes
« douleurs et à avoir des vomissements. De retour à la
« maison, mes parents qui avaient été instruits du passage
« des Prussiens dans le village, attribuèrent mon malaise
« à l'émotion et je me gardai bien de leur faire connaître
« la véritable cause de mon indisposition.

« Vers l'âge de dix ans, encouragé par l'exemple de mon
« père et par celui de quelques camarades plus âgés que
« moi, je pris goût au tabac. Un jour j'allai me cacher
« dans un bois avec un de mes camarades, et là, loin de
« tout œil indiscret, nous nous mîmes à fumer à qui mieux
« mieux. Ayant grimpé sur un arbre, je ne tardai pas à
« voir tous les objets tournoyer autour de moi, et je fus
« pris d'un tel malaise que j'eus beaucoup de peine à
« descendre et de rentrer à la maison.

« Ma passion ayant augmenté d'intensité avec l'âge, tous
« les moyens me furent bientôt bons pour la satisfaire. Je
« volai du tabac à mon père. Ma supercherie ayant été
« découverte, je lui dérobai de l'argent avec lequel je
« m'achetai du tabac en son nom que je fumai en cachette.

« A diverses reprises j'ai pris du tabac à mon oncle. Une

« autre fois c'était un camarade qui partageait sa provision
« avec moi. Que n'ai-je pas imaginé pendant ma jeunesse
« pour me procurer du tabac? Heureusement qu'avec le
« temps ma raison l'a enfin emporté sur ma passion, et me
« suis complètement corrigé de ma funeste habitude de
« fumer par le moyen de la *Ligue contre l'usage du Tabac*.
« Non seulement je suis aujourd'hui résolu à ne plus faire
« usage du tabac, mais encore je suis tout décidé à le
« combattre chez autrui. »

Voici maintenant un bien réjouissant témoignage rendu
par un jeune écolier :

« J'ai lu dans le journal *Le Rayon de Soleil* qu'il s'était
« fondé une *Ligue contre l'usage du Tabac*. Quoique je
« ne sois âgé que de dix ans, je vous avouerai que j'ai déjà
« fumé, et, comme le tabac m'a fortement indisposé, j'ai
« pris la résolution de ne plus jamais en user. Je vous prie
« de me faire connaître les conditions à remplir pour
« entrer dans votre *Ligue*. »

Dans une deuxième lettre :

« Vous devez être inquiet de ne pas recevoir de réponse
« à votre lettre, mais je vais tout vous dire. Papa a voulu
« voir si j'étais en état de tenir mes engagements. Mes
« parents veulent bien que je sois de la *Ligue contre*
« *l'usage du Tabac*, car ils savent que c'est pour mon bien.
« Si vous voulez bien m'inscrire comme membre, je suis
« résolu à tenir mes engagements et à combattre l'usage
« du tabac chez tous mes petits camarades. »

Enfin, dans sa dernière lettre :

« J'ai reçu avec joie ma carte de membre. Plus que
« jamais je veux m'efforcer de combattre l'usage du tabac
« autour de moi. Mon père, qui n'est pas un très grand
« fumeur, m'a promis de se joindre à nous. »

De tels témoignages sont de précieux encouragements

pour nous, car si nous sommes heureux de voir des fumeurs invétérés renoncer à leur pipe ou à leur cigare, nous nous réjouissons encore bien davantage lorsque des jeunes gens ou des enfants prennent la résolution de ne jamais ou de ne plus toucher au tabac. Aspirons surtout à sauver la jeunesse. Le tabac ne conduit-il pas au cabaret? Et le cabaret ne mène-t-il pas plus bas encore? Comprenons donc bien notre mission et efforçons-nous de couper le mal par la racine; nous travaillerons ainsi à la grandeur de notre patrie en lui préparant une génération plus saine et plus robuste. Beaucoup de cœurs dévoués ont déjà répondu à notre appel et se sont joints à nous. Qui ne voudra en faire autant quand il s'agit de sauver ce qu'il y a de plus cher dans la famille : les enfants.

Emile MAILLET,

Secrétaire général.

ÉTAT DE LA LIGUE

Au 11 Novembre 1893

Membres Actifs 199
Membres Adhérents (1) 162

TOTAL 361

SITUATION DES FINANCES

Au 11 Novembre 1893

RECETTES		DÉPENSES	
Cotisations (2) . .	91 »	Imprimés (rapports, circulaires, statuts, cartes d'engagement, diplômes)	113 »
Dons	48 »		
Collecte à l'Assemblée générale. .	10 20	Frais de poste, de bureau, de séances, etc. . . .	35 05
TOTAL. .	149 20	TOTAL. .	148 05

BALANCE

Recettes 149 20
Dépenses 148 05

RESTE EN CAISSE. . . . 1 15

Les présents comptes ont été vérifiés et reconnus exacts par la commission de contrôle nommée à cet effet et représentée par MM. Masson et Pinson. membres du Conseil.

---

(1) Nous rappelons aux Membres Adhérents qui ont atteint leur seizième année, qu'ils seront considérés comme Membres Actifs à partir de janvier 1894 et devront, par conséquent, acquitter leur cotisation.

(2) Les personnes qui n'ont pas encore acquitté leur cotisation sont priées de le faire, le plus tôt possible, afin de nous éviter des frais de poste.

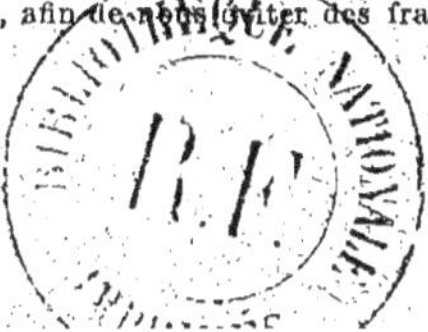

RÉCOMPENSES

Le Conseil d'Administration de la *Ligue* a décidé d'accorder des récompenses consistant en diplômes aux personnes qui, dans le courant de l'année, ont le plus présenté de membres. Le nombre minimum a été fixé à cinq. Les membres du Conseil ne peuvent être récompensés. Des mentions spéciales sont également décernées aux personnes et aux journaux qui ont fait une active propagande en faveur de la *Ligue*.

Liste des Récompenses accordées en 1893

Mention très honorable : SAGNOL (Henri).

Mentions honorables : CAVAGNA (Francisque) et PROBSTE (Louis).

Mentions simples : MAILLET (Albert) ; — MARGOTTON ; — STAUB (Fritz) ; — WOON (Paul).

Mention Spéciale

Une mention spéciale est accordée à M. MARGOTTON, pour sa salle de conférences de Roanne.

CIRCULAIRE

DE LA LIGUE CONTRE L'USAGE DU TABAC

Fumer fait boire et boire fait fumer ;
De ces défauts sachons nous préserver.

E. M.

Emus des ravages que cause l'usage prématuré du tabac parmi notre jeunesse, nous avons cru qu'il était de notre devoir de fonder une *Ligue contre l'Usage du Tabac*, afin d'arrêter la marche de plus en plus inquiétante de ce fléau ; digue dans laquelle tout le monde est appelé à s'enrôler, à collaborer et à combattre.

A l'heure actuelle, toutes nos célébrités médicales sont unanimes à déclarer que le tabac produit des effets pernicieux sur l'individu, la famille, la nation, la race ; toutes sont d'accord pour reconnaître que le tabac porte atteinte au développement des organes, déforme l'intelligence, éteint la mémoire, donne le vertige, développe l'abus des boissons enivrantes, détruit le corps et abaisse le niveau moral.

Un grand nombre de docteurs ont constaté que, dans nos écoles, les élèves qui fument sont inférieurs au point de vue physique et intellectuel à ceux qui ne fument pas. Les fumeurs ont les poumons moins forts ; leur poitrine se dilate difficilement ; leur poids est plus faible et leur croissance est amoindrie. De plus, le tabac porte l'enfant à l'indélicatesse, à la dissimulation et au mensonge. En effet, n'avons-nous pas constaté plus d'une fois, et avec tristesse, que l'enfant, pour se procurer du tabac, commettait un larcin ?

C'est en présence de faits aussi graves que nous avons senti l'impérieuse nécessité de faire quelque chose pour enrayer ce mal, et, à cet effet, nous réclamons le précieux concours des pères et des mères de famille, des éducateurs de la jeunesse et de toutes les personnes qui ont souci de l'avenir de nos enfants.

Maintenant, si on nous objectait qu'il suffirait de combattre l'abus et non l'usage du tabac, nous répondrions que le tabac étant tout à la fois inutile, nuisible et coûteux, nous ne voyons pas pourquoi l'on en ferait un usage, même modéré. Et, d'ailleurs, où commence et où s'arrête l'abus ? Donc pas de demi mesures ; il n'a a pas de demi-mal. Il est plus facile de prévenir le mal que de le corriger : ne commençons pas et nous n'aurons pas à reculer.

EXTRAIT DES STATUTS

ARTICLE PREMIER. — La *Ligue contre l'Usage du Tabac* a pour but, comme son nom l'indique, de combattre l'usage du tabac en général, *mais surtout d'en préserver la jeunesse.*

ART. 2. — Elle n'a aucun caractère politique ou ecclésiastique. Toute discussion religieuse ou politique y est formellement interdite.

ART. 3. — Elle est composée de membres actifs et de membres adhérents, sans distinction de nationalité ou de religion.

ART. 4. — Pour être membre actif il faut être âgé de seize ans révolus et payer une cotisation annuelle de un franc. Cette cotisation est due à partir de l'époque de l'engagement.

ART. 5. — Les membres adhérents se recrutent exclusivement parmi les enfants. Ceux-ci ne sont admis qu'avec le consentement de leurs parents et ne paient aucune cotisation.

ART. 6. — Les dames sont admises au même titre que les hommes à faire partie de la *Ligue.*

ART. 7. — Tout membre s'engage, dès son entrée dans la *Ligue*, à ne jamais ou à ne plus faire usage de tabac, et promet également de faire tous ses efforts pour le combattre chez autrui.

ART. 8. — Les membres qui désireraient ne plus faire partie de la *Ligue* doivent en informer par écrit le Président et renvoyer leur carte d'engagement.

ART. 9. — Toute personne qui désirerait rentrer dans la *Ligue* après l'avoir quittée, est soumise de nouveau aux conditions d'admission primitive.

ART. 10. — La *Ligue* est administrée gratuitement par un Conseil composé de dix membres âgés de 21 ans au moins, élus en assemblée générale.

ART. 15. — Des récompenses consistant en médailles et diplômes seront accordées aux personnes qui auront le plus contribué au développement et à la prospérité de l'œuvre.

ART. 21. — La *Ligue contre l'Usage du Tabac* accepte avec reconnaissance les dons des personnes qui désireraient la seconder dans ses efforts. Ces souscriptions volontaires seront surtout destinées à faire de la propagande par la publication de brochures ayant trait à la cause qu'elle défend.

ART. 22. — *Les lettres, demandes de renseignements, mandats, livres, documents divers, doivent être adressés au Secrétaire général, 10, rue Darye, Paris.*

LIGUE CONTRE L'USAGE DU TABAC

Autorisée par Arrêté Préfectoral du 23 Décembre 1891

SIÈGE : 10, Rue Barye. — PARIS　　　N°

DEMANDE D'ADMISSION

L soussigné (1)＿＿＿＿＿ (profession)＿＿＿＿＿, né le (2)＿＿＿＿＿

＿＿＿＿＿, demeurant à＿＿＿＿＿, rue＿＿＿＿＿ N°

département de＿＿＿＿＿, demande à être admis comme membre de la

Ligue contre l'Usage du Tabac ; s'engage à ne jamais ou à ne plus faire usage de tabac, et promet également de faire tous ses efforts pour le combattre chez autrui.

Fait à＿＿＿＿＿, le＿＿＿＿＿ Signature :＿＿＿＿＿

A renvoyer à M. Emile MAILLET, Secrétaire-Fondateur, 10, rue Barye, Paris.

Nota. — Une cotisation annuelle de **UN FRANC** est exigée de chaque **membre actif** à partir de l'époque de l'engagement. Les **membres adhérents** ne paient **aucune cotisation** jusqu'à l'âge de **16 ans révolus.** Toutefois. la demande d'admission de ces derniers doit être accompagnée d'un timbre de 15 centimes pour droit d'entrée. Une **Carte d'engagement** est délivrée à tout signataire de la présente **Demande d'admission.**

AVIS. — Des Circulaires et Demandes d'admission sont envoyées aux personnes qui en font la demande. Toute demande de renseignements doit être accompagnée d'un timbre de 15 centimes pour la réponse.

(1) Lorsque l'engagement est pris par une personne du sexe féminin, indiquer s'il s'agit d'une dame ou d'une demoiselle (Mme. Mlle).
(2) L'âge n'est exigé que pour les adhérents âgés de moins de 16 ans.

LISTE DES DONATEURS

Amie de l'Œuvre (Une)	5	»	Maillet A.	5	»
Delahaye	1	»	Maillet E.	10	»
Ecossaise (Une)	4	»	Masson	1	»
Fournat	5	»	Pupin	1	»
Goguel L.	2	»	Saillens (Mme)	1	»
L... (Mlle)	2	»	Siegfried (Mme J.)	10	»
			Valla L. (Mlle)	1	»

AVIS IMPORTANT

Les membres actifs sont informés que le recouvrement des cotisations se fait dans le courant de janvier.

Prière d'adresser les cotisations ainsi que les dons en faveur de l'œuvre à M. Deloraine, trésorier, au siège de la Ligue, 10, rue Barye, Paris.

Des circulaires, rapports et formules de demandes d'admission sont envoyées aux personnes qui en font la demande.

Toute demande de renseignements doit être accompagnée d'un timbre de 15 centimes pour la réponse.

ISSOUDUN — IMPRIMERIE EUGÈNE MOTTE.

www.ingramcontent.com/pod-product-compliance
Lightning Source LLC
LaVergne TN
LVHW011930170726
843501LV00011BA/4313

* 9 7 8 2 3 2 9 1 1 2 5 8 9 *